# BEI GRIN MACHT SICH IHR WISSEN BEZAHLT

- Wir veröffentlichen Ihre Hausarbeit, Bachelor- und Masterarbeit

- Ihr eigenes eBook und Buch - weltweit in allen wichtigen Shops

- Verdienen Sie an jedem Verkauf

Jetzt bei www.GRIN.com hochladen und kostenlos publizieren

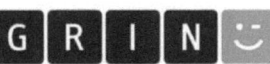

**Benjamin Böhme**

# Zur Epidemiologie und Versorgungssituation von Herz-Kreislauf-Erkrankungen

**Versorgungskonzepte bei koronarer Herzkrankheit und Myokardinfarkt in Deutschland**

GRIN Verlag

**Bibliografische Information der Deutschen Nationalbibliothek:**

Die Deutsche Bibliothek verzeichnet diese Publikation in der Deutschen National-
bibliografie; detaillierte bibliografische Daten sind im Internet über http://dnb.d-
nb.de/ abrufbar.

**Impressum:**

Copyright © 2008 GRIN Verlag GmbH
Druck und Bindung: Books on Demand GmbH, Norderstedt Germany
ISBN: 978-3-640-21674-1

**Dieses Buch bei GRIN:**

http://www.grin.com/de/e-book/118372/zur-epidemiologie-und-versorgungssitua-
tion-von-herz-kreislauf-erkrankungen

**Hamburger Fern-Hochschule**
Studiengang Pflegemanagement
Studienzentrum Kassel


Studienfach Gesundheitswissenschaft


Hausarbeit zum Themenkomplex
**Zur Epidemiologie und Versorgungssituation
von Herz-Kreislauf-Erkrankungen:
Versorgungskonzepte bei koronarer
Herzkrankheit und Myokardinfarkt in
Deutschland**


Frühjahrssemester 2008

von

**Benjamin Böhme**


Abgabedatum:
**07. 08. 2008**

# Inhaltsverzeichnis

*Anmerkung:* Wenn im folgenden Text von Einwohnern, Patienten etc. die Rede ist, sind damit immer beide Geschlechter gemeint. Aus Gründen der besseren Lesbarkeit wurde auf eine durchgehende doppelte Bezeichnung verzichtet.

# Tabellenverzeichnis

# 1. Epidemiologie

## 1.1. Definition

Die Epidemiologie beschäftigt sich seit ihren Anfängen um 1850 in ihrem Kernbereich mit der Verbreitung, den Risikofaktoren und den Ursachen von Krankheiten in Bevölkerungen oder anderen sozialen Gruppen. (vgl. SCHWARTZ u.a. 2003, S. 394) Eine klassische Definition der Epidemiologie lautet daher auch:

> *„Epidemiologie ist das Studium der Verteilung und der Determinanten von Krankheitshäufigkeiten in menschlichen Populationen."* (HURRELMANN u.a. 2006, S. 257)

Diese Definition zeigt deutlich die seit der Anfangszeit der Epidemiologie vorherrschende Rolle der Medizin. Jedoch ist die Medizin inzwischen nur noch eine der epidemiologisch tätigen Disziplinen neben der Sozialwissenschaft, der Ökonomie, der Politikwissenschaft und anderen. (vgl. HURRELMANN 2006, S. 257) Daher gibt es mittlerweile modernere Definitionen, die dem aktuellen Profil und Aufgabenbereich der Epidemiologie am nächsten kommen, wie zum Beispiel:

> *„Epidemiologie ist die Bearbeitung von Fragen aus dem Bereich der Medizin, der Gesundheitssystemforschung und der Gesundheitswissenschaften mit Methoden der empirischen Sozialforschung und der Statistik."* (HURRELMANN u.a. 2006, S. 257)

Hieraus wird ersichtlich, dass die Epidemiologie deutlich an Inhalt gewonnen hat und im Bereich der Gesundheitswissenschaften eine wichtige Rolle spielt, wenn es um die systematische Erfassung und Auswertung von gesundheitsrelevanten Daten geht, sei es rein für statistische Zwecke oder gezielt für medizinische und andere Forschungsfragen.

## 1.2. Aufgaben und Ziele

Heute ist die Epidemiologie somit eine der zentralen Wissenschaften zur Untersuchung der gesundheitlichen Situation von Bevölkerungen. (vgl. HURRELMANN u.a. 2006, S. 255)

Ihre Aufgaben und Ziele im Einzelnen sind:

- Risikofaktoren und Krankheitsursachen, aber auch gesundheits-förderliche Faktoren herauszustellen,
- aufgrund dessen besonders gefährdete Gruppen zu identifizieren,
- regionale und zeitliche Unterschiede in der Prävalenz einzelner Krankheiten herauszustellen,
- den normalen Verlauf von Krankheiten zu beschreiben,
- und die Wirksamkeit von Prävention, Therapie und Rehabilitation zu beurteilen. (vgl. SCHWARTZ u.a. 2003, S. 394)

Damit stellt sie das benötigte Datenmaterial für die verschiedenen Disziplinen der Gesundheitswissenschaften zur Verfügung, mit dem Ziel, die Gesundheitsversorgung der Bevölkerung zu optimieren. (vgl. HURRELMANN u.a. 2006, S. 255f.) Zur Realisierung dieser Ziele werden unterschiedliche Methoden verwandt, die im folgenden Abschnitt erläutert werden.

## 1.3. Methoden

Die Methoden unterscheiden sich in deskriptive, analytische und experi-mentelle Epidemiologie. (vgl. HURRELMANN u.a. 2006, S. 190)

Die deskriptive Epidemiologie beschreibt lediglich die Verbreitung von Krankheiten und die betroffenen Gruppen. Dabei werden Querschnitt-studien verwendet, die die Prävalenz von Erkrankungen, bestimmten (Risiko-)Verhaltensweisen, biologischen und genetischen Besonderheiten oder die Inanspruchnahme von Gesundheitsleistungen zu einem festen

Zeitpunkt bestimmen. Somit sind Querschnittstudien immer eine Moment-
aufnahme, ihre Aussagekraft bezüglich der Wirkung länger andauernder
Risikofaktoren ist daher begrenzt. (vgl. SCHWARTZ u.a. 2003, S. 411)

Bei der analytischen Epidemiologie hingegen wird zusätzlich ein
Zusammenhang zu Umgebung, Lebensweise und Belastungsfaktoren der
betroffenen Gruppen gesucht. (vgl. HURRELMANN u.a. 2006, S. 263) Hierzu
werden zum einen Fall-Kontroll-Studien verwendet, die rückblickend
analysieren, inwieweit erkrankte Personen bestimmten Risikofaktoren im
Vergleich zu gesunden Kontrollpersonen ausgesetzt waren. Zum anderen
werden Längsschnitt- oder Kohortenstudien durchgeführt, die über einen
längeren Zeitraum festgelegte Personengruppen (Kohorten) mit und ohne
bestimmte Risikofaktoren vergleichen und regelmäßig bezüglich der
Risikofaktoren und der vermutlich dadurch verursachten Krankheit
untersuchen. (vgl. SCHWARTZ u.a. 2003, S. 413)

Schließlich werden bei der experimentellen Epidemiologie Studien mit
Test- und Kontrollgruppen durchgeführt, um die Wirksamkeit von Inter-
ventionen, beispielsweise einem Medikament oder einer bestimmten
Operationstechnik, zu analysieren. Dabei werden bewusst zwei Gruppen
gebildet, wobei die eine Gruppe die Intervention erhält und die andere
nicht. Um keine unerwünschten Effekte zu erhalten, werden beide
Gruppen nicht darüber informiert. (vgl. SCHWARTZ u.a. 2003, S. 415)

Für die im folgenden beschriebene Epidemiologie der Herz-Kreislauf-
Erkrankungen ist die analytische Epidemiologie von größter Bedeutung,
um das teilweise langjährige Einwirken von Risikofaktoren auf die
Krankheitsentstehung angemessen erfassen zu können.

# 2. Herz-Kreislauf-Erkrankungen

## 2.1. Epidemiologie

Herz-Kreislauf-Erkrankungen zählen nach wie vor zu den bedeutendsten und häufigsten Volkskrankheiten und stehen an erster Stelle der Todesursachen in Deutschland. (vgl. HURRELMANN u.a. 2006, S. 117)

Der Anteil an den Todesfällen in Deutschland lag 1990 bei 49 %. (vgl. SCHWARTZ u.a. 2003, S. 566). Dieser Anteil ist seitdem nur leicht gesunken, im Jahr 2003 starben 40,9 % aller verstorbenen Männer und 51,2 % aller verstorbenen Frauen an Herz-Kreislauf-Erkrankungen, wonach der Mittelwert für beide Geschlechter bei 46 % liegt. (vgl. HURRELMANN u.a. 2006, S. 514) Es ist jedoch festzustellen, dass die Anzahl insgesamt leicht abgenommen hat. Im Jahr 1990 starben insgesamt 456.992 Menschen an den Folgen von Herz-Kreislauf-Erkrankungen, 1999 waren es 406.122 Menschen. (vgl. SCHWARTZ u.a. 2003, S. 566) Zudem zählen Herz-Kreislauf-Erkrankungen zu den häufigsten Gründen für Frühberentung und Schwerbehinderung (vgl. ROBERT-KOCH-INSTITUT 2006, S. 59ff.)

Die Prävention, Therapie und Rehabilitation der Herz-Kreislauf-Erkrankungen verursacht hohe Belastungen für das Gesundheitssystem. Im Jahr 2002 wurden in Deutschland mit 35,4 Milliarden € rund 16 % der gesamten Krankheitskosten für Herz-Kreislauf-Erkrankungen aufgewendet, dies waren umgerechnet pro Einwohner rund 400 € (Männer) bzw. mehr als 450 € (Frauen). Damit sind die Herz-Kreislauf-Erkrankungen die kostenintensivste Krankheitsgruppe in Deutschland. (vgl. ROBERT-KOCH-INSTITUT 2006, S. 195f.) Eine genaue Analyse der Prävalenz und die Erarbeitung effektiver und effizienter Versorgungskonzepte ist daher von besonders hoher Relevanz für alle am Versorgungsprozess Beteiligten. Auf die bestehenden Versorgungskonzepte wird im nächsten Abschnitt genauer eingegangen.

Herz-Kreislauf-Erkrankungen als chronische Leiden und / oder Todesursachen waren bis zur ersten Hälfte des 20. Jahrhunderts noch relativ bedeutungslos. Da Herz-Kreislauf-Erkrankungen gehäuft erst in höherem Alter auftreten, ist der Anstieg der durchschnittlichen Lebenserwartung seit dieser Zeit vermutlich die hauptsächliche Ursache für die Zunahme der Erkrankungen. Früher sehr häufige Todesursachen durch Seuchen, Infektionskrankheiten oder Entzündungen, die teilweise für einen sehr frühen Tod verantwortlich waren, sind durch den medizinischen Fortschritt in den Hintergrund getreten. So hat sich die durchschnittliche Lebenserwartung in Deutschland von 38,5 Jahren für Frauen und 35,6 Jahren für Männer in den Jahren 1871/81 auf 81,6 resp. 76 Jahre in den Jahren 2002/2004 erhöht. (vgl. SCHWARTZ u.a. 2003, S. 568; ROBERT-KOCH-INSTITUT 2006, S. 15) Aufgrund der gegenüber Männern noch höheren Lebenserwartung ist die Prävalenz bei Frauen noch etwas höher. Die aktuelle demographische Entwicklung wird die Bedeutung der Herz-Kreislauf-Erkrankungen noch verstärken, worauf ich im abschließenden Teil noch näher eingehen werde.

## 2.2. Koronare Herzkrankheit und Myokardinfarkt

Die weitaus häufigsten Ausprägungen von Herz-Kreislauf-Erkrankungen in Deutschland stellen die koronare Herzkrankheit (KHK) und der Myokardinfarkt dar. (vgl. SCHWARTZ u.a. 2003, S. 566)

2.2.1. Koronare Herzkrankheit

Als KHK bezeichnet man eine durch Einengung oder Verschluss von Koronararterien entstehende Minderdurchblutung (Ischämie) und daraus resultierenden Sauerstoffmangel (Hypoxie) des Herzmuskels (Myokard). Die KHK kann in verschiedenen Krankheiten in Erscheinung treten. Dies sind neben dem Myokardinfarkt Herzinsuffizienz, Herzrhythmusstörungen und Angina pectoris. Es ist aber auch ein klinisch stummer Krankheitsverlauf möglich. (vgl. ERDMANN 2006, S. 27)

Die Angina pectoris (wörtlich „Brustenge") stellt neben dem Infarkt die ernsthafteste Manifestation der KHK dar und ist in ihren Symptomen nicht immer klar vom Infarkt zu trennen. Die Symptome äußern sich in Schmerzen in der linken Brustseite und dem linken Arm, die bis in Hals, Rücken und rechten Arm ausstrahlen können, sowie einem Enge- und Druckgefühl im Brustraum, zum Teil in Verbindung mit Atemnot und starker Angst. (vgl. ERDMANN, S. 53f.)

Man unterscheidet die stabile und instabile Angina pectoris. Die stabile Angina pectoris äußert sich in kurzem Auftreten der beschriebenen Symptome, etwa 3-5 Min., und tritt meist bei Belastung auf. Die instabile Angina pectoris, die sich aus der stabilen Form entwickeln, aber auch spontan auftreten kann, tritt auch bei völliger Ruhe auf. Hierbei halten die Symptome länger an und können in einen Infarkt übergehen. Wegen der unklaren Abgrenzung zum Myokardinfarkt werden die verschiedenen Schweregerade der instabilen Angina pectoris bis hin zum Infarkt als akutes Koronarsyndrom (ACS) bezeichnet. (vgl. ERDMANN 2006, S. 53ff.)

## 2.2.2. Myokardinfarkt

Beim Myokardinfarkt entsteht eine größere, irreversible Nekrose im Myokard, hervorgerufen durch eine länger dauernde Ischämie eines umschriebenen Myokardabschnitts. aufgrund eines akuten Verschlusses einer oder mehrerer Koronararterien durch einen Thrombus. Meist ist dies verbunden mit starker körperlicher Belastung; das Risiko, direkt anschließend einen Infarkt zu erleiden, ist 2,1 – 5,9fach so hoch wie nach geringer oder keiner Belastung. (vgl. ERDMANN 2006, S. 101)

Der Myokardinfarkt äußert sich in seinem Symptomen analog zur Angina pectoris, was, wie schon erwähnt, für Probleme bei der Abgrenzung und richtigen Diagnose sorgt. Der Schmerz ist hier jedoch viel stärker und hält länger an, in der Regel über 30 Minuten. Wie bei der Angina pectoris kommen zu den ausstrahlenden Schmerzen Angst und Luftnot hinzu. Zusätzliche Symptome sind Schweißausbrüche, Schwächegefühl, zum Teil auch Erbrechen, Durchfall oder plötzlicher Stuhldrang. Es gibt jedoch auch hier stumme Verläufe oder untypische Symptome.

### 2.2.3. Prävalenz

In der Literatur und Statistik wird die Prävalenz von KHK und Myokardinfarkt, auch aufgrund des engen medizinischen Zusammenhangs, meist gemeinsam behandelt. Daher werde ich auch bei dem folgenden Überblick beide Erkrankungen zusammen darstellen. Die durch KHK und Myokardinfarkt bedingten Todesfälle machten 1990 nach Berechnungen des Statistischen Bundesamts rund 37 % aller durch Herz-Kreislauf-Erkrankungen verursachten Todesfälle aus. Obwohl auch hier, wie bei den Herz-Kreislauf-Erkrankungen insgesamt, ein Rückgang der Anzahl der durch KHK und Myokardinfarkt verursachten Todesfälle festzustellen ist, blieb der prozentuale Anteil bei den Folgeerhebungen 1994 und 1999 unverändert. (vgl. SCHWARTZ 2003, S. 566)

Generell steigt auch hier die Morbidität und Mortalität mit zunehmendem Lebensalter. Im Gegensatz zu den Herz-Kreislauf-Erkrankungen insgesamt ist bei der KHK und dem Myokardinfarkt jedoch eine höhere Morbidität und Mortalität bei Männern als bei Frauen vorhanden, so starben 2003 in Deutschland 28,3 % aller verstorbenen Männer und 25,4 % aller verstorbenen Frauen an einer der beiden Erkrankungen. (vgl. HURRELMANN u.a. 2006, S. 514) Die Verteilung nach Alter und Geschlecht soll die auf der Grundlage von Daten der Region Augsburg, die durch Studien sehr gut erfasst ist, erstellte folgende Tabelle deutlich machen:

| Altersgruppen | Männer | | Frauen | |
|---|---|---|---|---|
| | Morbidität | Mortalität | Morbidität | Mortalität |
| 25-29 | 2 | 0 | 2 | 2 |
| 30-34 | 22 | 11 | 3 | 0 |
| 35-39 | 45 | 10 | 6 | 0 |
| 40-44 | 120 | 28 | 24 | 7 |
| 45-49 | 247 | 76 | 39 | 8 |
| 50-54 | 386 | 95 | 93 | 29 |
| 55-69 | 524 | 189 | 120 | 48 |
| 60-64 | 759 | 368 | 207 | 80 |
| 65-69 | 1072 | 500 | 351 | 167 |
| 70-74 | 1578 | 913 | 667 | 403 |
| 75-79 | 1705 | 1279 | 895 | 671 |
| 80-84 | 2744 | 2195 | 1714 | 1371 |
| $\geq 85$ | 5129 | 4464 | 4392 | 3846 |
| alterstandardisierte Gesamtsterblichkeit | 478 | 291 | 229 | 161 |

Tabelle 1: Herzinfarktmorbidität und koronare Mortalität je 100.000 Einwohner nach Alter und Geschlecht für Deutschland 2000/02 auf Grundlage der Daten der Region Augsburg. Quellen: Altersbereich 25-74 Jahre: MONICA/KORA Herzinfarktregister Augsburg 2000/02; Altersbereich $\geq$ 75 Jahre unter Verwendung von Daten der Todesursachenstatistik 2002. Auszugsweise entnommen aus: ROBERT-KOCH-INSTITUT 2006, S. 25

Aufgrund der hohen Bedeutung innerhalb der Gruppe der Herz-Kreislauf-Erkrankungen und für die Gesundheitsversorgung insgesamt lege ich im Folgenden den Schwerpunkt auf die Versorgung dieser beiden besonders bedeutenden Erkrankungen.

## 2.3. Versorgungskonzepte

Seit einigen Jahren haben sich anerkannte Versorgungskonzepte zur Prävention, Therapie und Rehabilitation der KHK bzw. des Myokardinfarkts durchsetzen können.

## 2.3.1. Prävention

Zur Prävention sind zunächst einmal die Risikofaktoren zu klären. Eine alleinige Ursache konnte bisher nicht ausgemacht werden. Ein unveränderlicher Risikofaktor ist zunächst das Alter. Mit steigendem Alter bildet sich Arteriosklerose aus; die Arterien verhärten und es bilden sich Ablagerungen, die sich wiederum lösen und als Thromben in andere Arterien gelangen, die sie weiter verengen oder ganz verstopfen können. (vgl. HURRELMANN u.a. 2006, S. 118) Damit zusammen wirken die weiteren bekannten Risikofaktoren in Form von Vorerkrankungen; dies sind vor allem Bluthochdruckerkrankungen, Fettstoffwechselstörungen und Diabetes mellitus. Ein wichtiger Risikofaktor ist auch regelmäßiger Nikotinkonsum; hierbei ist vor allem die Dauer und Intensität von Bedeutung. Bei Rauchern mit mehr als 20 Zigaretten pro Tag ist das Infarktrisiko um das 2-3fache erhöht. (vgl. ERDMANN 2006, S. 49) Zusätzliche Risikofaktoren sind genetische Vorbedingtheiten sowie psychosoziale Belastungen, Übergewicht und mangelnde Bewegung. (vgl. ROBERT-KOCH-INSTITUT 2006, S. 23) Die Wahrscheinlichkeit einer ausgeprägten KHK nimmt, wie schon erwähnt, generell mit steigendem Lebensalter zu, bei Frauen wurde jedoch gerade in den letzten Jahren, bei vielen vorhandenen Risikofaktoren, schon ein Auftreten vor dem 40. Lebensjahr beobachtet. (vgl. ERDMANN 2006, S. 53)

Die medikamentöse Therapie der Hypercholesterinämie und der Hypertonie sowie Gewichtsreduktion und Steigerung der körperlichen Aktivität sind hier die Mittel der Wahl und werden mit nachweisbarem Erfolg eingesetzt. (vgl. SCHWARTZ u.a. 2003, S. 569) Ebenfalls in den präventiven Bereich fallen die seit 1989 zum Leistungskatalog der gesetzlichen Krankenversicherung gehörenden zweijährlichen Gesundheitsuntersuchungen (Check-ups), die u.a. auch der Früherkennung von Herz-Kreislauf-Erkrankungen dienen, aber im Jahr 2004 nur von 16,8 % der berechtigten Versicherten wahrgenommen wurden. Dieser Anteil, der noch 1992 bei 9,7 % lag, zeigt, dass sich die Patienteninformation und -aufklärung sowie das Gesundheitsbewusstsein der Bevölkerung zwar verbessert hat, aber immer noch ein hohes Potential für weitere Verbesserungen besteht. (vgl. ROBERT-KOCH-INSTITUT 2006, S. 133)

2.3.2. Therapie

Zunächst sind hier die gängigsten Verfahren zur Diagnostik zu nennen. Dies sind das Elektrokardiogramm (EKG), welches allein schon zur Diagnose der KHK führen kann, weiterhin die Untersuchung des Blutes in der Labordiagnostik sowie Ultraschalluntersuchungen, Thoraxröntgen, Computertomographie (CT) und Magnetresonanztherapie (MRT). (vgl. ERDMANN 2006, S. 57ff.) Eine endgültige Feststellung der KHK sowie ihres Ausmaßes kann nur durch eine Herzkatheteruntersuchung erfolgen. Diese wird als invasive Methode jedoch nur bei entsprechender Indikation durchgeführt. (vgl. ERDMANN 2006, S. 68)

Zur Therapie zählt zuerst die medikamentöse Behandlung mit Thrombozyten-Aggregationshemmern (z.B. Azetylsalizylsäure), Beta-Rezeptorenblockern (z.B. Bisoprolol) und Calcium-Antagonisten (z.B. Nifedipin). Diese Medikamente haben die Aufgaben, die Belastung des Herzmuskels zu senken und den Blutfluss zu verbessern. Zusätzlich kann im Fall von Angina pectoris das antiischämisch wirkende Nitroglyzerin verwendet werden. (vgl. ERDMANN 2006, S. 73ff.)

Sollte die medikamentöse Behandlung nicht ausreichen, kommt zur Therapie der chronischen KHK eine Linksherzkatheter-Untersuchung mit PTCA (perkutane transluminale koronare Angioplastie) in Betracht. Hierbei wird das verengte Arteriensegment mit einem Ballonkatheter erweitert und in etwa 75 % der Fälle eine intrakoronare Gefäßstütze (Stent) eingesetzt, um eine erneute Verengung zu verhindern. (vgl. ERDMANN 2006, S. 35; 85 ff.) Deutschland führt dieses Verfahren im EU-weiten Vergleich am häufigsten durch. (vgl. ROBERT KOCH-INSTITUT 2006, S. 24)

Noch einen Schritt weiter geht dann die Bypass-Operation. Hierbei werden Venenbrücken (Bypässe) zur Entlastung der Koronararterien implantiert. (vgl. ERDMANN 2006, S. 96) Die Bypass-Operation hat sich zu einer sehr häufigen Maßnahme entwickelt. So wurden im Jahr 2000 über 70.000 Bypass-Operationen durchgeführt, davon mehr als 73 % bei Männern und insgesamt 72 % bei Patienten über 60 Jahren, womit auch wieder die Risikoverteilung sichtbar wird. (vgl. SCHWARTZ u.a. 2003, S. 570) Es werden jedoch mehr PTCAs als Bypass-Operationen durchgeführt. (vgl. ERDMANN 2006, S. 34) Dies mag auch daran liegen, dass bei zum Teil gleichen Erfolgsaussichten der Aufwand einer am offenen Herz durch-geführten Bypass-Operation ungleich höher ausfällt.

Die richtige Akutbehandlung des Myokardinfarkts ist der entscheidende Faktor „über Leben und Tod". Aufgrund der verbesserten Erstversorgung ist seit 1990 ein deutlicher Rückgang der Infarktsterblichkeit zu verzeichnen. Noch immer treten jedoch 90 % der Infarkttodesfälle vor dem Eintreffen in einer Klinik oder noch am ersten Behandlungstag auf. (vgl. ROBERT-KOCH-INSTITUT 2006, S. 23f.)

Daher ist bereits die Erstbehandlung durch Rettungsdienst und Notarzt von großer Bedeutung. Hier wird Sauerstoff verabreicht, um die Hypoxie auszugleichen, Morphin zur Schmerzlinderung und Angstbekämpfung, Nitroglyzerin zur Senkung der Vorlast sowie Heparin und Azetyl-salizylsäure. (vgl. ERDMANN 2006, S. 115f.)

Nach der Erstversorgung hat sich die Wiedereröffnung des infarktauslösenden Gefäßes und Auflösung des Thrombus mittels intravenöser Thrombolyse seit 1987 als Standardtherapie des Myokard-infarkts durchgesetzt. Dazu werden verschiedene Substanzen wie Streptokinase, Urokinase oder Staphylokinase verwendet. (vgl. ERDMANN, S. 116 ff.) Entscheidend ist die möglichst frühzeitige Durchführung; in einer Studie konnte eine Reduktion der Mortalität um 45 % bei Behandlungsbeginn innerhalb der ersten Stunde beobachtet werden. Bei der Thrombolyse sind Kontraindikationen zu beachten, diese sind vor

allem eine noch aktive innere Blutung, ein kurz zurückliegendes zere-
brales Trauma / Apoplex, kardiogener Schock oder eine frische thorakale /
abdominale Operation. (vgl. ERDMANN 2006, S. 120f.) Es wird davon
ausgegangen, dass in 50 % der Fälle die Durchführung einer Thrombolyse
möglich ist. (vgl. SCHWARTZ u.a. 2003, S. 570)

Im Fall der Kontraindikation kommt eine primäre PTCA, wie weiter oben
beschrieben, zum Einsatz. (vgl. ERDMANN 2006, S. 121) Auch generell,
unabhängig von Kontraindikationen der Thrombolyse, bietet die primäre
PTCA Vorteile, da die Thrombolyse stets „blind" erfolgt, ohne dass die
Koronararterien zuvor untersucht werden können. In mehreren Studien
konnte eine deutlich geringere 30-Tage-Mortalität nach primärer PTCA
gegenüber der Thrombolyse nachgewiesen werden. Auch der langfristige
Behandlungserfolg ist bei der primären PTCA höher. (vgl. ERDMANN S.
123ff.)

Dennoch hat sich die PTCA noch nicht gegenüber der Thrombolyse als
Standardtherapie durchgesetzt und wird meist nur im Falle der
Kontraindikation der Thrombolyse angewendet, weil die PTCA einen
hohen logistischen Aufwand und eine besonders umfangreiche Ausstattung der Kliniken voraussetzt. So muss ein Herzkatheterteam ständig
in 24-Stunden-Bereitschaft sein und eine umfassende intensivmedi-
zinische Überwachung nach dem Eingriff gewährleistet sein. Diese
Voraussetzungen können viele Krankenhäuser noch nicht erfüllen, und es
ist nicht immer machbar, Patienten in der maximal verantwortbaren
Zeitspanne von 60 - 90 Minuten in ein entsprechend ausgestattetes Krankenhaus zu verlegen. Wo die primäre PTCA möglich ist, sollte sie in jedem
Fall den Vorzug erhalten. (vgl. ERDMANN 2006, S. 126)

Die oben erwähnte medikamentöse Therapie wird auch nach dem Eingriff
fortgesetzt. Zusätzlich zählen nach akuten Zuständen Tramadol und
Buprenorphin gegen Schmerzzustände zur Medikation. Gegen eventuelle
Angstzustände können Präparate wie Diazepam verwendet werden. (vgl.
ERDMANN 2006, S. 116)

Zur weiteren Therapie ist anzumerken, dass sich die Dauer der stationären Behandlung des Myokardinfarkts stark verkürzt hat. Während die Therapie 1937 noch 8 Wochen Bettruhe umfasste, betrug die durchschnittliche Krankenhausverweildauer nach Myokardinfarkt 1995 noch 26 Tage. Neuere Untersuchungen zeigen, dass Patienten schon nach 8-10 Tagen in eine Rehabilitationseinrichtung übergeleitet werden. (vgl. SCHWARTZ u.a. 2003, S. 569) Dies ist als unmittelbare Folge der Abschaffung des Selbstkostendeckungsprinzips in der Krankenhaus-finanzierung und der 2003 erfolgten Einführung eines neuen Vergütungs-systems in Form von pauschalen Vergütungen für festgelegte Gruppen von Erkrankungen, bekannt als Diagnosis Related Groups (DRG), zu sehen. (ROBERT-KOCH-INSTITUT 2006, S. 159) Somit ist die Verkürzung der Krankenhausverweildauer weniger das Ergebnis des medizinischen Fortschritts, sondern vielmehr das Produkt der neuen Finanzierung und damit verbundenen Kosteneinsparungen.

## 2.3.3. Rehabilitation

Nach erfolgreicher Akuttherapie sollte eine lebenslange Sekundär-prävention folgen. Hier setzt auch die kardiologische Rehabilitation an, da auch nach der Akutbehandlung die Risikofaktoren bestehen bleiben. Die Ziele der kardiologischen Rehabilitation sind u.a.:

- Erreichen eines günstigeren kardiologischen Risikoprofils
- Verringerung der Mortalität
- Förderung der beruflichen Reintegration
- Hilfe bei Krankheitsbewältigung und -verarbeitung
- Senkung der Kosten der Gesamtbehandlung (vgl. SCHWARTZ u.a. 2003, S. 571)

Hieraus ist die Sekundärprävention mit dem Effekt der Kosteneinsparung als oberstes Ziel abzulesen. Das Erreichen eines günstigeren Risikoprofils beinhaltet Ernährungsumstellung, Gewichtsreduktion etc., wie in der

Prävention angesprochen. Diese Ziele werden mit Gesprächs- und Gruppentherapie erreicht. (vgl. ERDMANN 2006, S. 133) Durch die Förderung der beruflichen Reintegration und die psychologische Hilfe zur Krankheitsbewältigung soll der Patient möglichst schnell in sein normales, jedoch jetzt „gesünderes" Leben zurückkehren, um weitere Kosten durch Rückfälle oder Arbeitsunfähigkeit zu vermeiden. Während der Rehabilitation wird daher ein an der Schwere der Erkrankung ausgerichtetes körperliches Trainingsprogramm unter ärztlicher und physiotherapeutischer Anleitung durchgeführt, um die Leistungsfähigkeit wiederherzustellen. (vgl. ERDMANN 2006, S. 133)

Zurzeit findet in Deutschland die kardiologische Rehabilitation noch vorwiegend stationär statt. Diese ist nach § 40 Abs. 2 f. SGB V allgemein auf 3 Wochen beschränkt und nur bei besonderer Indikation verlängerbar. (vgl. SCHWARTZ u.a. 2003, S. 571)

Daneben wird aber auf eine Flexibilisierung der Rehabilitation und eine teilweise Verlagerung in den teilstationären oder ambulanten Bereich hingearbeitet; ein Trend, der weiter zunimmt. Jedoch sprechen noch häufig medizinische oder organisatorische Gründe sowie oftmals auch die Entscheidung der Patienten dagegen. Nach ersten Studien sind es vorwiegend jüngere, berufstätige Patienten, die das Angebot der teil-stationären oder ambulanten Rehabilitation aufgreifen. (vgl. SCHWARTZ u.a. 2003, S. 572)

Zum Anschluss an die stationäre Rehabilitation bzw. zur Ergänzung der teilstationären oder ambulanten Rehabilitation werden seit einigen Jahren Konzepte zur Förderung der beruflichen Integration und zur intensivierten Nachsorge durchgeführt. Hier sind die Konzepte INA (Intensivierte Nachsorge) der LVA und IRENA (Intensivierte Rehabilitationsnachsorge) der BfA zu nennen. Deren Wirksamkeit, sowohl was den Gesund-heitszustand als auch die berufliche Situation der teilnehmenden Pati-enten betrifft, wurde durch Studien bewiesen. (vgl. SCHWARTZ u.a. 2003, S. 574) Auch der positive Einfluss der ambulanten Herzgruppen, von denen es 2001 rund 6000 in Deutschland gab, auf die Lebenserwartung ist inzwischen nachgewiesen. (vgl. SCHWARTZ u.a. 2003, S. 575)

Von entscheidender Bedeutung für die Rehabilitation ist eine funktionierende Koordination von Akut-Krankenhäusern, Rehabilitationseinrichtungen und der ambulanten Versorgung in Form der Hausärzte sowie eine individuelle Bedarfsplanung für jeden Patienten, um die begrenzten Budgets der Versicherungsträger optimal nutzen zu können. (vgl. SCHWARTZ u.a. 2003, S. 572f.)

Eine erfolgreiche Rehabilitation und Nachsorge ergibt zudem große Einsparungspotentiale bezüglich Entgeltfortzahlung, Krankengeld, Frühberentung etc. (vgl. SCHWARTZ u.a. 2003, S. 576)

**2.4. Aufgaben der Pflege**

Bei der Pflege von Patienten mit KHK bzw. mit Zustand nach akutem Myokardinfarkt steht zunächst die umfassende Beobachtung des Patienten im Vordergrund. Die Kontrolle der Vitalzeichen wie Blutdruck, Puls und Temperatur, die Beobachtung der Atmung und das Führen einer Flüssigkeitsbilanz zählt hier zu den wichtigsten Aufgaben. (vgl. MENCHE u.a. 2007, S. 696) Liegt der Patient nach einem Myokardinfarkt auf der Intensivstation, kommt noch die Überwachung über Monitor und die Messung des zentralen Venendrucks hinzu. (vgl. MENCHE u.a. 2007, S. 714f.)

Je nach Zustand des Patienten ist auch die Lagerung, verbunden mit allen notwendigen Prophylaxen, und, wenn nicht medizinisch kontraindiziert, die schrittweise und bedarfsgerechte Mobilisation zu den Aufgaben des Pflegepersonals zu zählen. (vgl. MENCHE u.a. 2007, S. 696)

Präoperativ organisiert das Pflegepersonal die notwendigen Untersuchungen wie Blutentnahmen, EKG, Röntgen, Lungenfunktionstest,

Herzkatheteruntersuchung, bereitet die Patienten darauf vor und begleitet sie dorthin. Postoperativ zählt neben den bereits oben genannten allgemeinen Pflegetätigkeiten der Kostaufbau und die Wundversorgung zu den Aufgaben der Pflege. (vgl. MENCHE u.a. 2007, S. 699f.)

Bereits in die Richtung der Rehabilitation und Sekundärprävention geht die in Zusammenarbeit mit den anderen Berufsgruppen im Krankenhaus stattfindende Beratung bezüglich gesundheitsförderndem Verhalten und Ernährungsumstellung. (vgl. MENCHE u.a. 2007, S. 696) Hier kommt der Pflege aufgrund des kontinuierlichen Kontakts zu den Patienten eine besondere Bedeutung zu, wenn es darum geht, die Patienten umfassend zu informieren und auch zu überzeugen.

Da die Patienten je nach Schwere ihrer Erkrankung, gerade vor und nach Operationen, unter Ängsten leiden und unter hohem psychischem Druck stehen, darf auch die psychosoziale Seite pflegerischer Betreuung nicht vernachlässigt werden. Durch Anteilnahme und Einfühlungsvermögen muss das Pflegepersonal versuchen, den Patienten so gut wie möglich zu helfen und seine Sorgen und Ängste etwas abzubauen. (vgl. MENCHE u.a. 2007, S. 696ff.)

Aufgrund der demographischen Entwicklung ist zu erwarten, dass sich die Aufgaben der Pflege noch erweitern werden. Die Anzahl älterer und sehr alter Patienten steigt. Diese sind durch Multimorbidität gekennzeichnet und leiden damit neben Herz-Kreislauf-Erkrankungen auch an anderen Erkrankungen von demenziellen Abbauprozessen bis hin zu starken Ein-schränkungen des Bewegungsapparats. Gerade solche Patienten, die aus der häuslichen Betreuung oder auch aus Pflegeeinrichtungen mit akuten Herz-Kreislauf-Erkrankungen in Krankenhäuser verlegt werden, bedürfen neben der medizinischen Behandlung auch einer umfassenden pflege-rischen Betreuung und Versorgung.

Dem entgegen steht ein stetiger Abbau des Personals im Krankenhaus. Bereits zwischen 1993 und 2003, also noch vor Einführung der DRGs, ist ein Rückgang der Beschäftigtenzahl um 2,7 % festzustellen; ein Trend, der weiter anhält. Hiervon entfällt ein Großteil auf das Pflegepersonal, während der Anteil der ärztlichen Kräfte steigt. Zudem wird Pflegepersonal zunehmend mit pflegefremden Tätigkeiten wie ärztlichen und administrativen Aufgaben belegt, womit wiederum weniger Zeit für die eigentlichen pflegerischen Aufgaben bleibt. (vgl. ROBERT-KOCH-INSTITUT 2006, S. 161; HURRELMANN u.a. 2006, S. 1031f.) Daher ist fraglich, wie der derzeitige und erst recht der zukünftig entstehende Bedarf an Pflege mit den vorhandenen personellen Ressourcen abgedeckt werden soll.

## 3. Ausblick

Zusammenfassend ist zu sagen, dass die Herz-Kreislauf-Erkrankungen und in dieser Gruppe besonders die KHK und der Myokardinfarkt nach wie vor zu den bedeutendsten Erkrankungen in Deutschland zählen und noch immer an oberster Stelle der Todesursachen stehen sowie die höchsten Krankheitskosten verursachen. Die Anzahl der Todesfälle insgesamt konnte, insbesondere durch eine bessere Akutversorgung von Patienten mit Myokardinfarkt, aber auch durch Fortschritte in der Prävention, leicht verringert werden.

Jedoch bestehen noch immer Potentiale zur Verbesserung, zum Beispiel die wünschenswerte höhere Beteiligung an Vorsorgeuntersuchungen. Hierfür müsste allerdings der Prävention im Leistungskatalog der Krankenversicherung noch ein größerer Stellenwert eingeräumt werden, als dies bisher der Fall ist. Ein weiteres Problem hierbei ist der niedrige Bekanntheitsgrad und die ungenügende Vernetzung von Präventions-angeboten. (vgl. ROBERT-KOCH-INSTITUT 2006, S. 124) Ebenfalls ein wichtiger Aspekt, der noch entwickelt werden muss, ist eine verbesserte Ausstattung der Krankenhäuser zur Optimierung der Akutversorgung und flächendeckenden Möglichkeit zur primären PTCA.

Darüber hinaus müssen neu entwickelte Präventionskonzepte eingesetzt werden, um das Auftreten oder zumindest das Fortschreiten von Herz-Kreislauf-Erkrankungen soweit möglich zu verhindern und somit auch wiederum Mittel für teure Therapie- und Rehabilitationsmaßnahmen einzusparen. Als ein eventuelles Präventionskonzept der Zukunft wird derzeit die sogenannte „Polypille" diskutiert, eine Mischung aus blut-drucksenkenden und anderen Medikamenten, die einem Großteil der Be-völkerung ab einem bestimmten Alter quasi zur flächendeckenden Prävention von Herz-Kreislauf-Erkrankungen verabreicht werden soll. (vgl. HURRELMANN u.a. 2006, S. 121)

Für die Zukunft ist damit zu rechnen, dass aufgrund der bedingt durch medizinischen Fortschritt weiterhin steigenden Lebenserwartung und der demographischen Transition der Anteil älterer und alter Menschen in Deutschland weiterhin zunehmen wird. Bereits jetzt beträgt der Anteil der über 65-Jährigen an der Gesamtbevölkerung rund 16 %. Nach Berechnungen des Statistischen Bundesamts wird sich dieser Anteil bis zum Jahr 2020 auf rund 22 % erhöhen. (vgl. ROBERT-KOCH-INSTITUT 2002, S. 9)

In Anbetracht dieser Entwicklungen ist davon auszugehen, dass die Prävalenz von Herz-Kreislauf-Erkrankungen und speziell der koronaren Herzkrankheit auch in Zukunft ansteigen wird, da das Erkrankungsrisiko mit zunehmendem Alter immer größer wird. (vgl. SCHWARTZ u.a. 2003, S. 568) Daher werden auch die entsprechenden Versorgungskonzepte noch größere Bedeutung erlangen, und deren Optimierung und Weiterentwicklung wird zu einer der wichtigsten Aufgaben der Gesundheitswissenschaften werden.

Diesem steigenden Bedarf an medizinischer und pflegerischer Versorgung entgegen stehen die Einsparungen in der Krankenhausversorgung, die durch die Umstellung auf DRGs besonders deutlich geworden sind, da diese dafür sorgen, dass die Krankenhäuser hauptsächlich an einer möglichst kurzen Krankenhausverweildauer und einem möglichst geringen Versorgungsaufwand interessiert sind. Weniger Pflegepersonal muss für die Versorgung von mehr und schwerer erkrankten, zum Teil multimorbiden Patienten sorgen. Stark verkürzte Liegezeiten und sogenannte „blutige Entlassungen" stehen oft im krassen Gegensatz zu einer optimalen medizinisch-pflegerischen Versorgung. Der Patientenversorgung, sowohl in medizinischer als auch in pflegerischer Hinsicht, sollte daher dringend wieder mehr Bedeutung beigemessen werden.

# Literaturverzeichnis

ERDMANN, ERLAND (Hrsg.) (2006): Klinische Kardiologie, Krankheiten des Herzens, des Kreislaufs und der Gefäße, 6., vollständig überarbeitete und aktualisierte Auflage, Heidelberg: Springer

HURRELMANN, KLAUS u.a. (Hrsg.) (2006): Handbuch Gesundheitswissenschaften, 4., vollständig überarbeitete Auflage, Weinheim und München: Juventa

MENCHE, NICOLE u.a. (Hrsg.) (2007): Pflege heute, 4., vollständige überarbeitete Auflage, München und Jena: Urban & Fischer

ROBERT-KOCH-INSTITUT (Hrsg.) (2002): Gesundheit im Alter. Gesundheitsberichterstattung des Bundes, Heft 10, Berlin: Robert-Koch-Institut

ROBERT-KOCH-INSTITUT (Hrsg.) (2006): Gesundheit in Deutschland. Gesundheitsberichterstattung des Bundes, Berlin: Robert-Koch-Institut

SCHWARTZ, FRIEDRICH WILHELM u.a. (Hrsg.) (2003): Das Public Health Buch, 2., völlig neu bearbeitete und erweiterte Auflage, München und Jena: Urban & Fischer